Te 34
35
A

DU

CHOLÉRA ASIATIQUE,

DE

Son analogie avec les Fièvres pernicieuses,

ET DE

LA POSSIBILITÉ D'EN PRÉVENIR L'ACCÈS.

Par J. COSTER,

DOCTEUR EN MÉDECINE.

QUATRIÉME ÉDITION.

Prix : 50 centimes.

PARIS

CHEZ LES PRINCIPAUX LIBRAIRES

1831-1832, 1849 et 1865.

1865

DU
CHOLÉRA ASIATIQUE

DE

Son analogie avec les Fièvres pernicieuses

ET DE

LA POSSIBILITÉ D'EN PRÉVENIR L'ACCÈS (1).

Malgré les précautions prises par les gouvernements contre l'envahissement du choléra asiatique ; malgré les moyens curatifs et prophylactiques de toute espèce, et les plus opposés, conseillés et mis en usage par les médecins qui pratiquent sur les lieux où il exerce ses ravages, les personnes qui en sont atteintes n'en périssent pas moins dans une effrayante proportion, et la marche de cette épidémie à travers les populations ne paraît nullement se ralentir. « Nous ne savons « plus que faire, écrit un de nos collègues de Varsovie, « contre un fléau aussi prompt et aussi terrible. » Une commission de l'Académie de médecine a fait dernièrement son rapport sur cette maladie ; mais, quoique entouré de tous les documents recueillis pour éclairer ses laborieuses recherches,

(1) Ce mémoire avait déjà été publié en mai 1851, dans le 11e numéro de la *Revue Britannique*. L'accueil favorable que ce travail avait reçu à sa première apparition, l'observation de faits nombreux pendant les deux invasions du choléra, en 1832 et 1849, n'ont fait que me confirmer dans l'opinion que j'avais émise dès cette première époque. Elle a été, en outre, partagée par plusieurs médecins qui l'ont reproduite dans divers ouvrages, ne connaissant pas sans doute celui que j'avais fait sur le même sujet. Le temps n'ayant fait que confirmer mes opinions, ce mémoire est reproduit, sans changements, tel qu'il avait paru en 1851.

ce corps savant n'a pu que laisser la question dans les mêmes termes où elle était, c'est-à-dire dans la même obscurité.

Ce n'est donc qu'avec hésitation que j'ose proposer, sur le même sujet, une opinion isolée, après les travaux collectifs de tant d'hommes distingués par leur zèle et leur savoir. Je me hasarde toutefois à la rendre publique, en pensant que, si mes vues sont fondées, elles peuvent être utiles dans les circonstances présentes, et qu'elles ne sauraient entraîner ni inconvénients, ni dangers, lors même qu'elles ne seraient pas justifiées par les résultats.

La première question qui se présente à résoudre ici, comme dans toute affection morbide, est celle de savoir quelle est la nature de la maladie, parce que de sa solution dépend cette autre : la nature du choléra asiatique étant connue, quels sont les moyens curatifs et préventifs qu'on peut lui opposer ? En recueillant les différents travaux des médecins qui s'en sont le plus occupés, il est évident que cette première question n'est pas résolue. Les lésions cadavériques n'ont même contribué que très-faiblement à l'éclairer ; car, parmi les hommes de l'art qui ont fait des ouvertures de cholériques, les uns font dépendre cette maladie des lésions du canal alimentaire, les autres de celles du système nerveux cérébro-spinal, ceux-ci de celles des nerfs trisplanchniques, ceux-là de celles du cœur, etc. Doit-on en conclure qu'il faut renoncer à l'espoir de résultats meilleurs par des investigations ultérieures ? Non ; mais il faut probablement procéder d'une autre manière. L'analogie me paraît être la voie qui doit servir de guide ; c'est-à-dire qu'il faut rechercher quelle est celle des affections morbides connues avec laquelle le choléra se trouve avoir le plus de rapports de *symptômes*, de *causes* et d'*effets*. Si l'on parvient à la rencontrer, on devra combattre le choléra par des moyens semblables à ceux dont l'expérience a fait connaître l'efficacité dans les cas analogues : or, en comparant le choléra asiatique à toutes les autres maladies, on trouve que cette affection a la plus grande ressemblance avec certaines fièvres pernicieuses. Je ne dis point que toutes les fièvres pernicieuses ressemblent au choléra ; mais il est certaines formes de ces fièvres dont les symptômes sont, je ne dis pas analogues, mais entièrement identiques. Telle est, par exemple, celle qu'on nomme pernicieuse *algide*, et d'autres encore. J'en appelle, à cet égard, à tous les médecins qui ont été à même d'observer ces sortes de fièvres sous les différents aspects qu'elles présentent.

Dans le choléra asiatique, comme dans certaines fièvres pernicieuses, l'accès se manifeste par un froid glacial, des déjections par le haut et par le bas, des spasmes et des contractures des membres, la prostration complète des forces, la lividité de la peau, la dépression ou la *misère* de la circulation du sang ; et, malgré cela, il y a conservation, sinon intégrité, des facultés intellectuelles. La mort vient quelquefois mettre fin à cette scène de douleurs dès le premier accès, s'il s'agit de fièvres pernicieuses ; d'autres fois, le malade n'est emporté qu'au second ou troisième accès, s'il ne reçoit promptement les secours convenables. Quelques-uns de ces symptômes varient ; plusieurs peuvent manquer dans l'une et l'autre maladie. Mais, dira-t-on, les fièvres pernicieuses sont intermittentes, et le choléra asiatique ne l'est pas. Cela est vrai ; mais si le choléra n'est pas marqué par des accès suivis d'intermittence, comme les fièvres pernicieuses, c'est que la première attaque est ordinairement assez violente pour faire périr le malade d'un seul coup, et que, si elle ne le fait pas succomber, il reste dans les organes affectés un désordre tel qu'il ne peut plus y avoir lieu à l'intermittence, laquelle n'est autre chose qu'une cessation plus ou moins complète, mais momentanée, de tout état morbide. D'ailleurs, l'intermittence n'est pas un symptôme essentiel des fièvres pernicieuses ; quand elles tuent dès le premier accès, comme le choléra, il n'y a pas d'intermittence. Ajoutons que de nombreuses observations démontrent que le choléra se manifeste quelquefois sous la forme intermittente. L'on voit donc qu'une attaque de choléra et un accès de certaines formes de fièvres pernicieuses se ressemblent complétement. Quant aux effets, les malades meurent très-promptement dans les deux cas, et si la mort est ordinairement, et *non pas toujours*, plus prompte dans le choléra que dans l'autre fièvre, la raison en est que c'est une fièvre pernicieuse à son plus haut degré d'intensité. Lorsque les malades ont le bonheur de guérir, on voit dans le choléra, comme dans les fièvres pernicieuses, une convalescence très-longue, pénible, souvent accompagnée de l'œdématie des extrémités inférieures, d'une hydropisie générale, d'un état de langueur et d'autres désordres qui annoncent que les organes ont reçu une atteinte profonde. La période de froid du choléra, qu'on appelle algide, est suivie de la période de *chaleur* dite de réaction comme dans les fièvres d'accès ordinaires.

Si maintenant on vient à examiner les *causes*, on trouve que les fièvres pernicieuses se manifestent presque sans exception dans les pays marécageux, dans les lieux rendus malsains par les exhalaisons des eaux croupissantes, du limon des bords des fleuves mis à nu pendant les grandes chaleurs par le retrait des eaux, etc. Il est inutile d'insister sur ce point; tous les médecins sont d'accord, tous les travaux statistiques prouvent jusqu'à l'évidence que les fièvres intermittentes, pernicieuses ou bénignes, n'ont pas d'autres causes occasionnelles que celles dont je viens de parler. Qui ne sait que ces fièvres sont endémiques dans le territoire de Rome, à cause du voisinage des Marais Pontins, dans les rizières du Piémont, dans la Sologne, province couverte de marécages, et partout où se trouvent de semblables conditions locales qui contribuent à produire ce que les Italiens appellent *la malaria*? Les fièvres d'accès sont donc le résultat d'un véritable *empoisonnement*, auquel sont exposées toutes les personnes qui vivent dans une atmosphère viciée, ou, si l'on veut, modifiée d'une manière telle qu'elle agisse sur les organes de l'homme, en produisant des maladies d'une forme déterminée.

Qui ne sait qu'au Bengale les émanations des limons du Gange, surtout vers son embouchure, sont la source du choléra, qui s'irradie de là dans toutes les directions? Or, que sont ces émanations, sinon des immenses effluves palustres qui ne diffèrent des causes semblables à celles des autres contrées du globe que par leur étendue et leur plus grande activité? Là se développent aussi nos fièvres paludéennes ordinaires, les fièvres pernicieuses, puis la plus pernicieuse de toutes, le choléra, élevée pour ainsi dire à sa plus haute puissance, comme une résultante de l'intensité de la cause.

Le choléra asiatique dépend-il aussi de quelque cause qui ressemble à cette *malaria*, source des fièvres intermittentes? dépend-il d'un vice de l'influence atmosphérique? Ceci revient à la grande question : Le choléra est-il contagieux ou ne l'est-il pas? car il est évident qu'il faut admettre ou une cause générale, telle qu'une modification dans les agents extérieurs communs qui nous environnent, ou un principe morbifique qui se transmet par le contact médiat ou immédiat d'individu à individu. Je pense, avec la plupart des bons observateurs, que la première opinion est beaucoup plus probable, et qu'il n'est nullement besoin d'avoir recours à l'existence d'un principe contagieux pour expliquer la marche de cette épidémie à travers l'Asie entière, et bientôt à travers l'Europe ; les raisons en seraient trop longues à déduire pour trouver place dans ce mémoire. On pourrait objecter : Mais comment admettre une influence atmosphérique qui s'étendrait à des milliers de lieues, sous les latitudes les plus variées, chaudes, tempérées, froides? Je répondrai à cela que nous vivons au milieu d'agents dont l'action s'étend rapidement et presque instantanément; que nous savons très-peu de chose sur leur nature, quoique leur action sur nos organes se manifeste d'une manière très-sensible. Que savons-nous, par exemple, sur les diverses manières d'agir des fluides impondérables, dont les modifications perpétuelles se lient à toutes celles de l'air atmosphérique, soit comme cause, soit comme effet? Dans un temps d'orage, le fluide électrique n'exerce-t-il pas une puissante action sur certaines constitutions, et ce fluide ou cet agent n'est-il pas reconnu le même que ce qu'on appelle le fluide magnétique du globe, dont l'action peut, à notre insu, varier promptement, et s'exercer à la fois ou successivement sur tant de points différents? On voit que si l'on voulait donner carrière aux hypothèses, il n'en manquerait pas pour expliquer un phénomène tel que celui de l'épidémie actuelle. Mais, sans sortir du domaine des faits, ne sait-on pas que des maladies dont le principe n'était nullement contagieux, dans d'autres temps, ont envahi des pays très-étendus, des continents presque entiers? Il fallait donc qu'il existât une cause générale, soit dans l'atmosphère, soit dans quelque autre agent dont la nature n'est pas toujours connue. On pourra objecter encore que, si le choléra asiatique n'était pas contagieux, mais le produit d'une cause générale, il devrait atteindre tous les habitants d'une même ville, d'une même contrée, puisqu'ils sont évidemment tous placés sous son influence. Il semble à la première vue que cela devrait être ainsi; mais l'on sait que, pour contracter une maladie, deux conditions sont requises : 1° les causes; 2° un état particulier des organes qui se prête à l'action de ces causes : c'est ce qu'on appelle la *prédisposition*. Les causes existant ainsi sans la prédisposition, il n'y a pas de maladie. Il n'y en a pas non plus, malgré la prédisposition, s'il n'existe pas de causes pour la développer. C'est pour cela que, dans les pays marécageux, tous les habitants ne sont pas atteints de fièvres, quoique la cause s'étende évidemment sur tous, parce que la disposition organique ou la prédisposition diffère chez les divers individus. La même observation peut s'appliquer au choléra asiatique, et quoique l'on ne puisse pas préciser la nature de la cause générale qui le produit, ni déterminer le mode particulier de cette *influenza* morbide, la conformité de cette maladie avec certaines fièvres pernicieuses est d'un grand poids pour faire croire à son existence; et quoique je ne veuille pas aller jusqu'à trancher de mon chef la question de la contagion, je ferai cependant une remarque qui sera de quelque valeur : c'est que, si le choléra est contagieux, il devrait, dans les pays où il règne, frapper de préférence ceux qui s'exposent le plus au contact des cholériques, tels que les médecins, les infirmiers, les gardes-malades, etc.: or, c'est ce qui n'a pas lieu. On ne dira sans doute pas qu'ils emploient des moyens pour se garantir, puisque malheureusement ils n'en connaissent encore aucun de cette nature. Mais, cette maladie, fût-elle contagieuse, les conclusions que je veux en tirer n'en subsisteraient pas moins.

On vient de voir que les symptômes du choléra asiatique ne sont autre chose que ceux d'un accès de certaines espèces de fièvre pernicieuse, au plus haut degré ; et s'il n'est pas possible de démontrer d'une manière aussi rigoureuse la nature des causes productrices, cependant l'analogie doit porter à conclure de la similitude des effets à la similitude des causes.

On lit dans le rapport de l'Académie de médecine sur le choléra asiatique que les causes *déterminantes* de cette maladie sont les alternatives de chaud, de froid et d'humidité, les grandes agglomérations d'hommes, les campements, les excès de débauche et la misère, la malpropreté, l'habitation des lieux bas et humides, les violentes impressions morales, etc. Mais ces causes ne sont pas plus déterminantes du choléra asiatique que de toute autre maladie ; c'est *prédisposantes* qu'il fallait dire : car c'est sous l'influence de la plupart des causes précitées que se manifestent presque toutes les maladies connues. Cette étiologie du choléra ne paraît donc pas pouvoir être admise.

Voici maintenant les conclusions qui dérivent des observations précédentes. Si le choléra asiatique est une maladie analogue à un accès de fièvre pernicieuse à son plus haut degré d'énergie, comme cela paraît hors de doute, il s'ensuit que les moyens que l'on oppose à l'une doivent être les mêmes que ceux qui sont opposés à l'autre. Or l'on connaît parfaitement la manière de combattre les fièvres pernicieuses. Il n'y a pas de médecin qui ignore que le quinquina et ses diverses préparations offrent un remède précieux et presque toujours efficace contre ces maladies. Mais le quinquina, dira-t-on, ne guérit ces fièvres que parce qu'elles sont intermittentes, et lorsqu'il est administré dans les intervalles des accès ; car si on le donnait pendant l'accès lui-même, on courrait peut-être le danger d'augmenter la maladie ; or le choléra asiatique n'ayant qu'un seul accès, il n'est pas possible de le donner durant l'intermittence, puisqu'il n'y en a pas : pendant l'attaque, son administration serait, sinon inutile, au moins peu efficace. Cela est très-vrai ; aussi je dis qu'on doit faire usage du quinquina avant que la maladie se soit déclarée et non après. C'est comme moyen préventif que je le propose, et j'ai la conviction que son usage doit alors être couronné du plus heureux succès.

Voici pourquoi.

Lorsque le choléra asiatique s'est manifesté dans une localité, tous les individus qui habitent dans les lieux où cette épidémie existe doivent être considérés comme placés sous l'influence de la cause qui le produit, quelle que soit cette cause : tous ne seront pas atteints néanmoins ; car on a vu plus haut qu'il fallait, outre l'action de la cause influente, la prédisposition individuelle. Donc, en faisant cesser cette prédisposition, les causes extérieures resteront sans effet. Or, c'est ce que doit produire l'usage du quinquina ; de même que lorsqu'il est administré dans l'intervalle d'un accès de fièvre, ce médicament détruit la prédisposition à un accès subséquent, quoique les causes extérieures restent évidemment les mêmes. Eh bien ! lorsque les causes se manifestent, l'administration du quinquina, avant toute atteinte du choléra, détruira aussi la prédisposition à subir leur influence, et dès lors ces causes resteront sans effet.

Lors donc qu'une épidémie de choléra se manifeste dans une localité, il faut considérer tous les individus comme placés sous l'imminence d'un accès. Pour que cet accès n'ait pas lieu, il faut introduire dans l'organisme une substance reconnue propre à en empêcher l'explosion; car il serait trop tard d'attendre qu'il se fût déclaré, puisqu'il emporte ordinairement le malade sans qu'il soit possible d'en modérer l'activité.

Maintenant faudra-t-il que tout le monde se mette à prendre du quinquina, sous prétexte d'éviter une maladie éventuelle? Non sans doute, et tant que l'épidémie ne s'est manifestée par aucun signe au milieu d'une population, la cause extérieure n'existe pas encore, et dès lors il serait inutile de la combattre; mais aussitôt que l'on sait que l'épidémie règne dans le voisinage, qu'elle s'est déclarée chez quelques individus, dans une ville, dans une contrée, je crois que le cas est arrivé d'employer le moyen que j'indique ici.

Comment et à quelle dose doit-on employer ce médicament? Il n'est point nécessaire, il serait même nuisible d'avoir recours à des doses aussi fortes que celles employées chez les individus actuellement atteints de fièvre pernicieuse; car il ne faut pas perdre de vue qu'il est question ici d'individus sains, chez lesquels la prédisposition est certainement moins grande que chez le malade qui vient d'avoir un accès de fièvre, et qui en attend un autre. Ainsi, soit qu'on prenne l'écorce du quinquina, ou que l'on fasse usage de ses sels, la quantité doit toujours en être modérée; mais il faut, autant que possible, l'administrer le matin, à jeun, afin que son action ne soit pas contrariée ou détruite par la présence des aliments. Si on emploie l'écorce, on peut se servir de cette formule : « Écorce « de quinquina concassée, 60 grammes; faites infuser dans

« un litre de vin rouge de bonne qualité ; prenez chaque ma-
« tin un verre à liqueur de cette préparation. » Si l'on se
sert du sulfate de quinine, il suffira de 10 centigrammes
le matin, pris en une ou deux fois. Au reste, toutes les préparations de quinquina doivent conduire au même résultat,
pourvu qu'elles soient bien faites et qu'elles n'aient pas été
altérées par une criminelle cupidité, ce qui n'est malheureusement que trop fréquent. Mais, de toutes ces préparations
de quinquina, le sulfate de quinine est celle qui mérite le plus
d'être recommandée, soit à cause de la facilité de l'administrer, soit à cause de son énergie sous un petit volume.

Pour les personnes qui craindraient l'amertume du sulfate
de quinine, rien n'est plus facile que de la faire disparaître,
en associant la dose prescrite avec l'infusion d'une demi-tasse
de café sucré, ce qui ne nuit en rien aux propriétés du médicament. On peut encore l'administrer en pillules qui contien-
draient chacune 10 centigrammes du même sel.

En résumé, le choléra asiatique est un accès de fièvre pernicieuse à son plus haut degré de violence. Il y a entre ces
deux maladies la plus grande analogie de *symptômes*, de
causes et d'*effets*. Le choléra asiatique doit être attaqué comme
un accès de fièvre pernicieuse ; mais comme la violence de
cette maladie ne permet pas d'intermittence, on ne peut pas
attendre cette circonstance pour donner le quinquina : il faut
donc en faire usage avant l'attaque, et dès qu'il y a lieu de
soupçonner que les causes qui produisent le choléra commen-
cent à exercer leur influence, pour détruire la prédisposition
organique à le contracter.

Nota. Ce Mémoire se trouve aussi chez l'Auteur, rue Ventadour,
nº 11.

QUELQUES MOTS

SUR LES INDICATIONS A SUIVRE PENDANT L'ÉPIDÉMIE.

Dans une question de cette gravité, il ne serait pas sage de tracer une méthode dont l'exécution serait abandonnée à la fantaisie de chacun. Il faut donc recourir à l'avis éclairé de son médecin. Cette réserve faite, voici quels sont nos modestes conseils, basés sur une pratique déjà bien longue.

INVASION DE L'INFLUENCE ÉPIDÉMIQUE. — MOYENS PROPHY-LACTIQUES. — Ceux indiqués dans cette notice, c'est-à-dire :

1° Tous les matins, 10 centigrammes de sulfate de quinine dans une demi-tasse de café noir (1).

2° Quelque temps avant le dîner, une demi-tasse d'infusion de *Quassia amara* : 10 grammes pour un litre d'eau froide.

3° Ne rien changer à son régime habituel, s'il est modéré.

PÉRIODE DE LA CHOLÉRINE. — La cholérine ou diarrhée prémonitoire est facilement arrêtée par l'emploi d'une infusion aromatique prise toutes les demi-heures par demi-tasse, et non en grande quantité à la fois; telles sont la mélisse, la menthe poivrée, l'anis, le fenouil, l'armoise glaciale des Alpes, le tilleul, le thé, etc. On y ajoute une très-faible dose de rhum, et trois ou quatres gouttes de laudanum.

Le sous-nitrate de bismuth est aussi un excellent moyen pour arrêter la diarrhée. Diète absolue et repos dans un lit chaud, jusqu'à ce que la diarrhée soit arrêtée, et dès lors tout est terminé.

---

(1) M. DUNAND, pharmacien, rue du Marché-Saint-Honoré, 5, a préparé un élixir suivant les proportions de sulfate de quinine indiquées plus haut.

PÉRIODE DES SYMPTOMES PLUS GRAVES. — S'il survient des vomissements, décomposition des traits, refroidissement, commencement de cyanose, des crampes, etc., sans hésitation, on administrera hardiment l'ipéca à haute dose (2 ou 3 grammes et plus) en une seule fois. Sous l'action de ce moyen, les vomissements cholériques se suppriment rapidement, la réaction s'opère, la chaleur se rétablit peu à peu, et l'on est hors de danger. Reste à modérer la réaction par des boissons convenables. Le bicarbonate de soude à la dose de 7, 8 ou 10 grammes dans un litre de tilleul ou autre boisson analogue a souvent produit les effets les plus heureux. On peut donc y avoir recours avec confiance.

Le reste est du ressort du médecin, que l'on doit avoir appelé.

Paris, imprimerie Paul Dupont, rue de Grenelle-Saint-Honoré, 45.

* 9 7 8 2 3 2 9 0 0 8 9 0 5 *